AF240066

Congrès international d'Hydrologie, de Climatologie et de Géologie
de Grenoble 1902

LES

Affections cardiaques
à Aix-les-Bains

PAR LE

Dr Léon BLANC

Médecin consultant aux eaux d'Aix-les-Bains
Ancien Médecin-Inspecteur

ET LE

Dr GUYENOT

Directeur de l'Institut Zander de Paris et d'Aix-les-Bains

GRENOBLE
IMPRIMERIE ALLIER FRÈRES
Cours de Saint-André, 26
1902

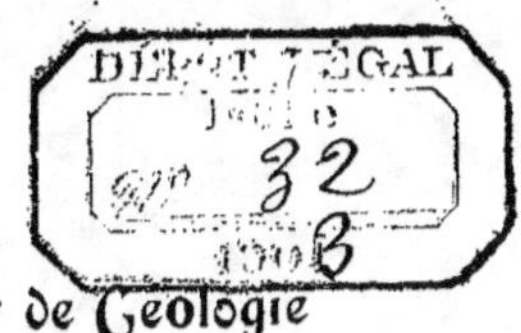

Congrès international d'Hydrologie, de Climatologie et de Géologie

de Grenoble 1902

LES

Affections cardiaques

à Aix-les-Bains

PAR LE

Dr Léon BLANC

Médecin consultant aux eaux d'Aix-les-Bains
Ancien Médecin-Inspecteur

ET LE

Dr GUYENOT

Directeur de l'Institut Zander de Paris et d'Aix-les-Bains

GRENOBLE

IMPRIMERIE ALLIER FRÈRES

Cours de Saint-André, 26

1902

LES AFFECTIONS CARDIAQUES A AIX-LES-BAINS

PAR M. LE Dr LÉON BLANC

Ancien médecin-inspecteur
Médecin consultant aux Eaux d'Aix-les-Bains

ET

M. LE Dr GUYENOT

Directeur de l'Institut Zander de Paris et d'Aix-les-Bains

Des affections cardiaques d'origine rhumatismale,
par le Dr L. BLANC.

En 1896, quand l'un de nous publiait ses premières observations démontrant l'utilité des eaux thermales d'Aix-les-Bains dans les affections cardiaques d'origine rhumatismale (Adrien DELAHAYE, éditeur), ses affirmations furent reçues avec assez d'incrédulité par le corps médical en général.

Et pourtant il avait déjà été précédé dans cette voie par les publications du Dr DUFRESNE DE CHANAIGUE, médecin inspecteur de Bagnols, et ses affirmations s'appuyaient sur le chiffre déjà assez important de 118 observations, comprenant des affections, soit mitrales, soit aortiques, la plupart publiées en détail avec tracés sphygmographiques, comprenant le résumé d'une pratique de dix-huit années.

Voici du reste le tableau de ces malades :

AFFECTIONS CARDIAQUES.

	MALADES.	GUÉRIS.	AMÉLIORÉS.	RÉSULTATS STATIONNAIRES OU INCONNUS.	DÉCÈS.
Lésions mitrales :					
Insuffisance mitrale.........	52	15	21	16	»
Rétrécissement mitral.....,.	4	»	2	2	»
Insuffisance et rétrécissement.	17	1	5	10	1
Lésions aortiques :					
Insuffisance aortique........	7	1	2	4	»
Rétrécissement aortique.....	6	1	3	2	»
Insuffisance et rétrécissement.	12	»	4	7	1
Péricardite.................	6	2	3	1	»
Hypertrophie du cœur......	2	»	»	2	»
Goitre exophtalmique........	2	»	»	2	»
Divers (diagnostic incertain).	10	»	»	10	»
	118	20	40	56	2

Ces 118 malades atteints d'affections cardiaques se répartissent sur un nombre total de 2,691 rhumatisants et sur une période de dix-neuf ans. Ces rhumatisants se divisent eux-mêmes de la façon suivante : 2,458 rhumatismes simples survenus, soit d'emblée, soit à la suite de rhumatisme articulaire aigu ou subaigu ; 200 rhumatismes chroniques, déformant fibreux ou osseux, ostéo-arthrite déformante, etc., et 33 rhumatismes blennorrhagiques ; 104 affections cardiaques appartenaient au rhumatisme simple ; 14 au rhumatisme déformant. Il est à remarquer que sur 33 cas de rhumatisme blennorrhagique aucun ne s'est compliqué d'affection cardiaque. En résumé, sur un total de 118 affections du cœur, 20 ont été cliniquement guéries, 40 améliorées, 56 sont restées stationnaires et 2 se sont terminées par la mort.

Les deux cas de mort observés se sont produits dans des conditions telles qu'ils pourraient, à la rigueur, être exclus d'une statistique, si nous ne tenions, en les citant, à affirmer une fois de plus la nécessité de la sévérité dans le choix des malades et la sévérité dans le traitement, soit pendant, soit après la cure.

La première malade, âgée de cinquante-huit ans, était venue six ans auparavant à Aix, pour du rhumatisme chronique simple ; elle avait suivi un traitement très énergique qui avait presque guéri complètement le rhumatisme. Arrivée à Aix une seconde fois, six ans après, sans consulter de médecin, elle avait pris les douches les plus fortes de la division de l'Enfer, les plus énergiques de l'Établissement, et le quatrième jour, elle était prise d'une hémorragie cérébrale dont elle mourait trois jours après. Au moment où le médecin fut appelé, l'état de la malade rendait impossible un diagnostic d'affection cardiaque, mais il put être établi plus tard par une lettre de son médecin habituel qu'elle avait malheureusement gardée pour elle, sans prendre l'avis d'un médecin de la station.

Le second malade était un ancien habitué d'Aix, qui vivait passablement avec son affection de cœur, insuffisance et rétrécissement aortique, et s'était plusieurs fois trouvé bien de la cure faite à Aix (4 cures). Il vint une cinquième fois, suivit le traitement avec toute la sévérité possible, quitta Aix en bon état et fut rapidement emporté en cinq jours, peu de temps après son départ, par une congestion pulmonaire contractée en Suisse par un temps pluvieux et froid, sur laquelle nous n'avons pu avoir de renseignements.

Ces deux cas de mort montrent combien il faut être attentif au mode d'emploi du traitement et aux soins à prendre pendant et après une cure thermale.

Un fait digne de remarque dans la statistique présentée est l'énorme prédominance des affections mitrales sur les affections des autres orifices, et surtout la fréquence de l'insuffisance mitrale. Cette fréquence des affections mitrales s'explique facilement :

1º Les affections mitrales sont toutes ou presque toutes d'origine rhumatismale, tandis que les affections aortiques sont souvent d'origine endartéritique ;

2º La plupart des affections guéries appartiennent à de jeunes sujets, et on sait combien, chez les enfants, la lésion mitrale est plus fréquente que l'aortique ;

3º La lésion mitrale qui s'accompagne d'un bruit de souffle à la pointe ou à la région sous-mammaire a un signe certain, la présence du bruit de souffle établit le diagnostic. Il n'en est pas de même pour la lésion aortique, surtout à son début, le bruit de souffle à la base, s'il n'est pas accompagné d'autres signes, s'il n'est pas manifestement perçu en arrière, ne peut pas être donné comme un signe absolu de la lésion cardiaque, il se rencontre dans l'anémie, complication habituelle du rhumatisme simple soit aigu, soit subaigu.

Quel que soit du reste l'orifice atteint, on comprend la difficulté du diagnostic, car beaucoup des signes pathognomoniques font défaut en tout ou en partie, en raison même de l'origine récente de la maladie et de son peu de gravité actuelle ; le traitement thermal peut faciliter la précision du diagnostic. Les bruits anémiques diminuent ou disparaissent sous son influence, alors que les souffles organiques augmentent d'intensité au début du traitement.

Il est une particularité sur laquelle il est nécessaire d'appeler l'attention du médecin et qui pourrait l'induire en erreur en lui faisant croire à une lésion grave du cœur, si l'on tient un trop grand compte des signes fournis par le sphygmographe. Sous l'influence du traitement thermal, de la douche surtout, l'impulsion du sang dans les gros vaisseaux est plus soudaine et plus brusque, ensuite sous l'influence de la distension des petites veines et des capillaires produite par la chaleur et le massage, la déplétion se produit très rapidement et le pouls prend la caractéristique de l'insuffisance aortique ; l'ascension est brusque, élevée, la descente est rapide, et des malades au cœur parfaitement sain présentent au sphygmographe les signes de l'insuffisance aortique. Il faut examiner les malades au moins cinq heures après le traitement thermal.

L'étude de nos observations et les remarques que nous venons de signaler nous ont amenés aux conclusions suivantes :

1º Les malades affectés d'une lésion organique du cœur de nature endocarditique à son début doivent suivre un traitement aux eaux thermales d'Aix. Le plus possible les malades seront envoyés aux eaux dans le mois qui suit la poussée aiguë du rhumatisme ;

2° Doivent être envoyés aux eaux les malades qui, ayant une maladie de cœur relativement récente, datant de plusieurs mois ou même d'une année, sont sujets à des atteintes fréquentes de rhumatisme articulaire aigu ou subaigu, qui sont une menace permanente d'une poussée sur le cœur;

3° Peuvent être envoyés à Aix, mais exceptionnellement, les malades atteints d'une affection cardiaque déjà ancienne, assez avancée pour se traduire par des signes sphygmographiques, mais chez qui les organes essentiels de la vie fonctionnent encore assez régulièrement pour ne pas avoir de crainte des complications immédiates pouvant être un danger de mort, en un mot les malades chez qui la compensation se fait assez régulièrement;

4° Il est absolument interdit d'envoyer à Aix les malades atteints de maladie de cœur de nature endartéritique, ceux dont les parois cardiaques sont altérées ou ceux dont la lésion, quoique d'origine rhumatismale, est assez avancée pour faire craindre des complications possibles du côté des poumons, des reins ou du foie ;

5° Après l'âge de soixante ans, à moins de cas tout à fait spéciaux, les malades atteints d'affections du cœur ne doivent pas être envoyés aux eaux thermales.

Comme nous l'avons dit, ces conclusions eurent de la peine à être admises en France, tant on était convaincu à ce moment que sous aucun prétexte les cardiaques ne devaient être envoyés aux eaux thermales ; il a fallu que ces idées modifiées et amplifiées revinssent d'Allemagne pour être acceptées comme vérités acquises.

Les médecins de Nauheim, s'attachant particulièrement à l'affection cardiaque elle-même et négligeant un peu trop la cause productive de l'affection, poussèrent si loin leurs conclusions qu'une réaction ne tardait pas à se produire, suivie bientôt d'une certaine hésitation et de quelques doutes dans l'esprit de médecins, qui ne tenaient pas assez compte des modifications heureuses survenues chez leurs malades, tout en laissant subsister l'affection cardiaque elle-même peu modifiée.

Or, comme l'a si bien fait remarquer Maurice RAYMOND, « le propre des diathèses et spécialement de la diathèse rhumatismale, c'est de procéder par attaques et comme par poussées successives, dont chacune ajoute son contingent de lésions au reliquat de celle qui précède et trop souvent laisse après elle à son tour une empreinte ineffaçable. Dans l'ensemble des attaques les produits morbides de la période aiguë s'organisent, le travail pathologique commence au milieu du tumulte des affections fébriles, se continue silencieusement et, tandis que rien ne décèle à l'extérieur un trouble quelconque, la maladie poursuit son œuvre ».

C'est en nous inspirant de ces sages paroles que nous avons institué un traitement spécial des affections cardiaques d'origine rhumatismale aux eaux d'Aix-les-Bains.

Ce traitement consiste dans la combinaison du traitement par la douche-massage d'Aix alterné avec les bains artificiels de Nauheim et la méca-nothérapie installés à l'Institut Zander. Il a pour avantage de s'adresser à la diathèse rhumatismale elle-même et aux divers désordres circulatoires provenant de l'affection cardiaque proprement dite.

Nous aurions désiré, avant de publier le résultat de nos observations et remarques, avoir devant nous un temps plus long, car les bains de Nauheim sont installés à Aix depuis quatre ans seulement, et pour des maladies à longue portée une série d'années est nécessaire pour permettre d'établir des règles à peu près fixes ; mais les cas observés sont déjà nombreux et nous avons pensé que dans un congrès, tenu aux portes d'Aix, il était utile d'en montrer aux médecins les ressources multiples.

Le traitement, appelé communément traitement de Nauheim ou méthode des frères Shott, se divise en deux parties, à savoir : les bains et la gym-nastique médicale.

Les eaux minérales naturelles de Nauheim font partie de la famille des chlorurées, et leur caractéristique consiste dans leur grande richesse en acide carbonique libre. Elles peuvent être remplacées sans aucun incon-vénient, de l'avis des frères Shott eux-mêmes, par une eau minérale artificielle contenant en proportions déterminées du chlorure de sodium et du chlorure de calcium et de l'acide carbonique libre. On doit pouvoir faire varier à volonté la concentration saline du bain et sa richesse en acide carbonique, afin d'obtenir des bains de compositions analogues à celles des différentes sources naturelles de la station allemande.

L'effet immédiat de l'immersion dans un bain de Nauheim naturel ou artificiel consiste dans la diminution de la fréquence du pouls et dans l'augmentation de la tension artérielle. En même temps, le malade éprouve un léger sentiment d'oppression, qui disparaît bientôt pour faire place à une respiration plus ample et plus profonde. Après quelques minutes, une impression particulière de chaleur se fait sentir aux extrémités et sur toute la surface cutanée qui devient le siège d'une révulsion marquée.

Le Dr Heftler a résumé ainsi l'action physiologique du bain de Nauheim : « Après un instant très court de spasme des artères périphériques, accom-pagné d'une sensation d'oppression, il se produit une dilatation de ces vaisseaux ; la circulation à la périphérie, augmentée encore par l'excitation de la peau, est de ce chef accélérée ; le cœur, soulagé par la diminution de résistance qu'il rencontre du côté du système artériel, se contracte vigoureusement, jetant tout son contenu de sang dans l'aorte dont la tension s'élève, ce pendant que le reflux veineux vers le cœur droit s'accomplit plus facilement. Les deux phases de chaque révolution cardiaque prennent une plus grande amplitude et s'effectuent par conséquent plus lentement dans l'unité de temps. De là une diminution de fréquence des contractions cardiaques, une économie de forces, une tonification et une sédation de l'organe moteur de la circulation avec toutes ses conséquences cliniques et anatomiques. Aussi à l'auscultation on trouve souvent que les bruits du cœur sont plus distincts et d'une tonalité plus élevée et que les souffles dus à une insuffisance relative des valvules font place à un bruit. D'autres fois la contraction plus forte du myocarde fait apparaître distinctement un souffle qui ne s'était pas révélé auparavant. »

Appel du sang aux vaisseaux périphériques, décongestion des organes viscéraux, telle est, en un mot, la résultante des bains de Nauheim sur le système circulatoire.

La gymnastique médicale de résistance est le second agent du traitement des frères SHOTT. Elle peut s'exécuter soit avec un aide qui oppose manuellement une résistance graduée aux mouvements prescrits, soit mieux encore avec les appareils Zander où la résistance et l'amplitude des mouvements se trouvent mathématiquement graduées. On produit ainsi successivement une contraction rythmée des divers groupes de muscles, d'où un afflux de sang plus considérable dans les vaisseaux intra-musculaires et un soulagement du cœur, à condition toutefois qu'un petit nombre de muscles se contractent à la fois, que les mouvements soient très lents et que leur répétition ne s'effectue qu'à des intervalles plus ou moins longs. La fréquence du pouls doit être le guide du médecin dans l'application de la mécanothérapie aux cardiaques, et, de même que dans le bain de Nauheim, le nombre des pulsations doit toujours diminuer après la séance de gymnastique si le traitement est judicieusement appliqué.

De l'action physiologique que nous venons d'examiner très rapidement découlent les effets thérapeutiques et les indications du traitement par les eaux d'Aix combiné avec la méthode des frères SHOTT.

Nous indiquerons tout d'abord les endocardites de date récente d'origine rhumatismale, où ce traitement mixte nous a donné des résultats vraiment remarquables. Si l'affection est plus ancienne et que par insuffisance du myocarde la compensation commence à faire défaut, il n'en résulte pas de contre-indication, mais le traitement devra être plus étroitement surveillé, débuter par la balnéation seule pour se continuer plus tard par les exercices de résistance.

En second lieu nous placerons les affections cardiaques d'origine goutteuse. Dans cette classe de cardiopathies, comme dans la précédente, le traitement thermal d'Aix-les-Bains agit sur la diathèse, alors que le traitement balnéo-mécanique modifie heureusement la fonction circulatoire elle-même. Signalons encore les dilatations du cœur et la dégénérescence graisseuse.

L'artério-sclérose, au début, n'est pas une contre-indication, mais le devient à une période plus avancée, avec artères friables ; il ne faut, en effet, pas perdre de vue que sous l'influence du traitement, la tension intra-vasculaire s'élève, ce qui peut présenter un véritable danger pour cette catégorie de malades.

Enfin, il y aura contre-indication toutes les fois que, dans les affections organiques, le cœur ne réagira plus sous l'influence du traitement.

Ce traitement, en effet, n'a sa raison d'être que dans les cas où l'organe central, grâce à un soulagement de travail, peut reprendre graduellement une énergie nouvelle et assurer ainsi une circulation sanguine se rapprochant de la normale : le malade se trouve alors dans les conditions les plus favorables pour retirer tout le bénéfice du traitement thermal d'Aix-les-Bains.

www.ingramcontent.com/pod-product-compliance
Lightning Source LLC
LaVergne TN
LVHW050434060726
842526LV00007B/2585